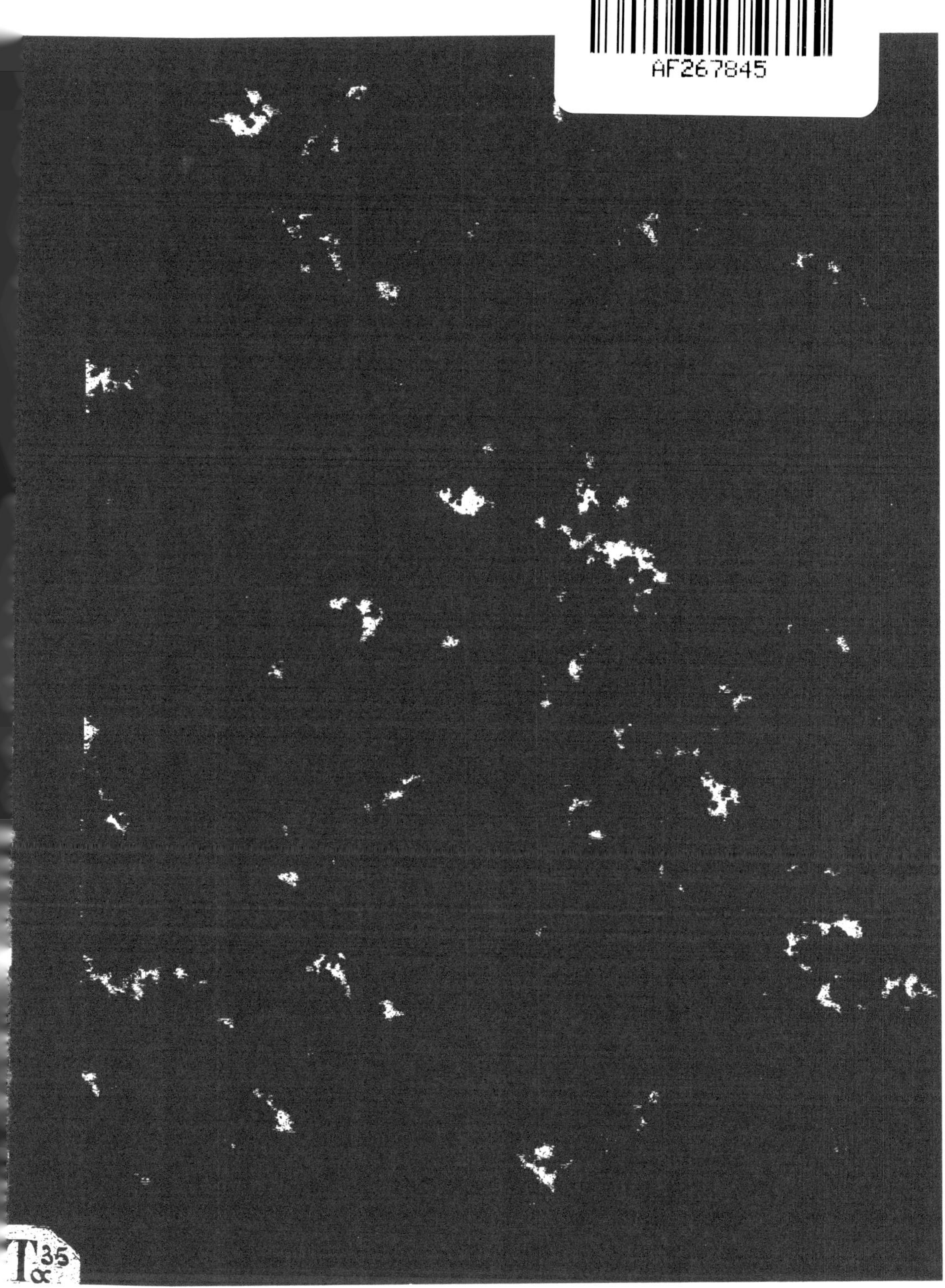

CONSIDÉRATIONS

SUR LE DÉVELOPPEMENT

DE L'ENCÉPHALE

PAR

MAURICE KRISHABER (de Hongrie)

Docteur en Médecine de la Faculté de Paris,.
Médecin-Interne de la Maison impériale de Santé de Charenton,
Membre titulaire de la Société royale de Sciences naturelles de Hongrie.

PARIS

A. PARENT, IMPRIMEUR DE LA FACULTÉ DE MÉDECINE,
31, rue Monsieur-le-Prince, 31.

1864

A MON EXCELLENT AMI

M. MAX LASKY (DE VIENNE).

CONSIDÉRATIONS

SUR

LE DÉVELOPPEMENT

DE L'ENCÉPHALE

« Au lieu de vous promettre de contenter votre curiosité touchant l'anatomie du cerveau, je vous fais ici une confession sincère et publique que je n'y connais rien. Je souhaiterais de tout mon cœur d'être le seul qui fût obligé à parler de la sorte ; car je pourrais profiter, avec le temps, de la connaissance des autres, et ce serait un grand bonheur pour le genre humain, si cette partie, qui est la plus délicate de toutes, et qui est sujette à des maladies très-fréquentes et très-dangereuses, était aussi bien connue que beaucoup de philosophes et d'anatomistes se l'imaginent. »

(N. STÉNON, *Discours prononcé à Paris en 1664.*)

AVANT-PROPOS

Dans la série animale, nous constatons, jusque dans l'être le plus inférieur, l'incitabilité des tissus aux agents extérieurs et une spontanéité d'action répondant à cette incitation.

1864. — Krishaber.　　　　　　　　　2

Si presque toutes les fonctions, dans les deux règnes organiques, offrent des analogies frappantes, il n'en est pas moins vrai que ces fonctions obéissent à des lois, qui, grossièrement les mêmes, diffèrent par leur nature intime.

Mécaniques, chimiques, dynamiques dans les deux cas, ces lois portent, dans le règne animal, l'empreinte d'un agent particulier qui dénote sa supériorité.

Cet agent est l'élément nerveux.

Anatomiquement insaisissable, chez l'animal le plus inférieur (1) de l'échelle, sa nature se révèle par ses fonctions. Toute fonction animale prouve le nerf, et là où nous ne le constatons pas, c'est que nous n'avons pas su le chercher.

Mais à mesure que nous nous élevons dans l'espèce, nous rencontrons des filaments et des centres nerveux, qui, se compliquant de plus en plus, arrivent à former le mammifère, dernière expression du perfectionnement animal s'achevant avec l'homme.

Le système nerveux périphérique, chez tous les animaux supérieurs, est exécuté d'après un même plan. La moelle épinière ne diffère chez eux que par rapport à la puissance locomotrice de chaque individu. Elle ne peut servir, pas plus que le système nerveux périphérique, de classification. C'est le centre nerveux céphalique qui est la seule et véritable mesure de dignité de l'animal.

Or, toute étude de l'organisation de l'homme, de quelque partie de l'anatomie qu'il s'agisse, doit être envisagée au point de vue de l'anatomie comparée : c'est l'itinéraire philosophique conduisant du simple u composé.

Mais, généralement juste, cette manière de procéder est même l'unique possible pour l'étude du centre nerveux, car dans nulle

---

(1) Suivant un na omiste allemand dont le nom nous échappe dans ce moment, même dans l'animal-cellule, on trouve des ganglions ou renflements nerveux.

autre on ne voit plus nettement tracée la hiérarchie de la création et la marche progressive de sa mise en œuvre.

Toutefois, l'anatomie comparée à elle seule ne suffirait pas pour éclairer cette architecture si mystérieuse ; pour étudier le centre nerveux, il faut encore l'envisager au point de vue de son évolution.

Amené par la nature des maladies, dont nous nous occupons, à l'étude du système nerveux , et particulièrement à celle de l'encéphale , nous nous sommes arrêté devant les premières questions que nous avons rencontrées.

Le modique exposé que nous présentons à ce sujet ne peut et ne doit avoir aucune prétention de découverte ou même de nouveauté. Le seul mérite que nous puissions ambitionner, c'est de simplifier cette étude difficile. Cet exposé n'est, du reste, que la première partie travail plus complet que nous avons l'intention d'entreprendre sur l'histologie et la physiologie de l'encéphale.

Nous envisagerons la question physiologique au point de vue de la localisation des facultés. Des travaux récents , parmi lesquels les plus significatifs sont les observations de mutisme à la suite de lésions cérébrales, nous ont conduit à ce genre de recherches.

En présentant ici la première partie de cette étude, nous donnerons un court exposé historique de l'encéphale jusqu'à l'époque où l'étude histologique de cet organe a commencé. Là, nous nous arrêterons brusquement, ne voulant pas empiéter sur la partie ultérieure. Après l'exposé historique, nous tracerons tout classiquement son histoire évolutionnelle.

Ces considérations préliminaires sont destinées à prévenir le reproche qu'on pourrait nous adresser sur le choix du titre de notre travail qui, semblant porter sur un ensemble, n'en donne qu'une partie.

Nous répétons donc à dessein que c'est la physiologie de l'encéphale qui doit faire le sujet de nos recherches ultérieures et que nous n'avons voulu, par ces quelques pages, que nous tracer une route qui sera longue à parcourir.

La grande difficulté du problème ne nous effrayera pas, car nous ne nous proposons point de le résoudre ; nous n'espérons même pas apporter, pour si faible qu'elle soit, quelque lumière à cette solution.

A la question physiologique se rattache naturellement une autre question de nature purement philosophique. En effet, l'étude complète d'un organe ne doit pas s'arrêter à l'étude de sa structure ou de sa composition, et il est nécessaire de connaître les fonctions qu'il est appelé à remplir. Or, ici, ces fonctions ne sont rien moins que la pensée.

Aussi ne doit-on pas s'étonner si parfois l'anatomiste et le physiologiste s'effacent pour faire place au philosophe, et si on les voit s'adresser aux différentes branches d'une science commune.

Nous voilà donc en présence de l'âme de cette vieille hôtesse du corps humain, ballottée depuis des siècles entre la croyance et le scepticisme, prothée insaisissable, tourment et consolation des générations pensantes :

Et nous, chercherons-nous aussi l'énigme ?—Permis à qui voudra de se placer les bras croisés devant le sphynx, et de le contempler à sa façon.

Les premières études anatomiques sur l'encéphale commencent avec Alcméon de Croton (520 avant J.-C.). Disciple de Pythagore, Alcméon n'accepta pas la manière de voir de son mystique maître; il étudia l'anatomie du cerveau, qu'il appela l'organe de la pensée et du liquide séminal.

A peine cent ans plus tard, le cerveau fut reconnu être l'organe malade dans la folie par Démocrite, jugé fou lui-même par ses contemporains qui consultèrent Hippocrate à son égard.

C'est Aristote qui, le premier entra dans la description de l'encéphale, dont il traça les membranes de main de maître. Il savait que l'homme est, de tous les animaux, celui qui offre le plus grand cerveau.

Son petit-fils, Érasistrate, continua les travaux de son illustre aïeul, et conclut que deux espèces de nerfs naissent du cerveau : nerfs de sentiment, qui viennent de la substance cérébrale, et nerfs de mouvement venant de ces membranes. Il n'admettait pas l'opinion de son contemporain, Praxagoras de Cos, qui déjà distinguait le tissu fibreux du tissu des nerfs, ni celle d'Hérophile (1), qui décrivit plusieurs parties constituantes de l'encéphale, et notamment le confluent veineux qui porte son nom (300 avant J.-C.), et fit connaître la marche des nerfs communiquant tous, suivant lui, avec le cerveau, soit directement, soit par l'intermédiaire de la moelle épinière.

Avec Galien une ère nouvelle commence pour l'anatomie du système nerveux, et du cerveau en particulier.

Il en étudie la physiologie. On est cependant étonné de le voir se préoccuper si peu des grandes masses encéphaliques, et même réfuter les idées d'Érasistrate qui, comparant les circonvolutions du cerveau à celles de l'intestin grêle, rattache, à leur profondeur et leur richesse, le degré d'intelligence et la *faculté de courir* des animaux.

______

(1) Tertullien dit qu'Hérophile a ouvert 600 cadavres pour étudier leur structure.

Il combat avec force les assertions de Philotime ; celui-ci, chose vraiment étonnante d'intuition, considérait déjà le cerveau comme l'efflorescence de la moelle épinière, tige, née la première, qui s'épanouit à son extrémité supérieure, et s'enroule en forme de circonvolutions.

C'est un peu plus tard que Galien posa son système de la circulation du pneuma à double courant, commençant par la naissance des esprits animaux dans les ventricules, et s'échappant à travers l'infundibulum, la tige et la glande pituitaire, dans les nerfs olfactifs, où nous les perdons, mais revenant, après avoir parcouru tous les nerfs, à travers le canal rachidien, le ventricule du cervelet, par l'orifice (aqueduc de Sylvius) qui fait communiquer celui-ci avec les ventricules du cerveau.

Cette idée, apparemment étrange, fut cependant le premier jalon de la physiologie réelle du système nerveux, avec ses deux courants centripète et centrifuge et leur aboutissant céphalique.

Galien décrit presque toutes les parties de l'encéphale, le corps calleux, la cloison transparente, la voûte à trois piliers qui, selon lui, supporte les parties subjacentes, les couches optiques, les corps striés, le conarium, les tubercules quadrijumeaux ; il sait que les ventricules communiquent ensemble par des orifices ; il décrit les membranes du cerveau avec tous ses replis ; il signale le plexus choroïde, et décrit les veines auxquelles on a donné son nom. La partie qu'il étudia le moins, c'était le cervelet. Au point de vue de la physiologie de l'encéphale, Galien rechercha le rapport qui existe entre la forme et le volume de cet organe et certaines facultés intellectuelles, et il assigna surtout une haute importance à la qualité de sa substance. L'illustre médecin de Pergame ne s'arrête pas là. Il étudie les nerfs du crâne, et il décrit des nerfs sensitifs et des nerfs moteurs, désigne nettement les nerfs moteur oculaire commun, le facial, l'hypoglosse, le pneumo-gastrique, le glosso-pharyngien, le trijumeau qu'il a poursuivi dans ses principales ramifications, et assigne à tous ces nerfs très-exactement leur fonction.

Il connaît la loi des anastomoses entre les nerfs moteurs et sensitifs, et nous croyons devoir lui attribuer cette importante découverte.

Là finit la grande ère de la science grecque, et seize siècles qui l'ont suivie n'ont pu ajouter une modique pierre à ce monument créé par le puissant génie de quelques hommes sortis des rangs de cette nation d'élite.

Arrivent les siècles de la décadence scientifique. Les rêveries spéculatives venues de l'Orient, les disputes métaphysiques des premiers siècles de notre ère ; plus tard, le sombre génie des fanatiques et la superstition des masses, le respect légitime, il est vrai, mais bien irrationnel, des morts dont les dépouilles étaient saintes, — voila ce qui a étouffé l'anatomie.

Cependant, comme l'idée d'une âme immortelle était admise, il fallait bien, toute immatérielle qu'elle fût, lui trouver un emplacement, et on la logea dans le cerveau (1) d'une façon assez diffuse.

Bientôt on sentit le besoin de lui assigner une partie plus limitée dans le centre nerveux et cette quintessence fut tour à tour transportée dans le centre ovale, dans le corps calleux, la cloison transparente, les corps striés, dans le cervelet et même successivement dans toutes les parties constituantes du mésocéphale.

Descartes, en effet, ne fit qu'imiter un grand nombre de ces prédécesseurs en prononçant magistralement que l'âme résidait dans la glande pinéale (2) et le roman arriva à son comble, quand, la détrônant encore une fois, malgré l'autorité du grand philosophe, on proclama que l'âme se trouvait dans une vapeur halitueuse contenue dans les cavités ventriculaires.

Voilà les découvertes anatomiques sur l'encéphale des quinze premiers siècles de notre ère.

---

(1) Nous avons oublié de dire qu'Aristote l'avait placée dans le cœur; mais le paganisme faisait bon marché de l'immortalité de l'âme.

(2) M. Longet pense que l'idée de Descartes n'était pas aussi exactement localisatrice.

En 1542, Vésale (1) fait remonter la moelle dans la boîte crânienne et lui assigne comme dépendance le bulbe rachidien, la protubérance annulaire, les tubercules quadrijumeaux, les pédoncules cérébraux et les couches optiques.

A cette idée philosophique, le père de l'anatomie moderne ajoute la découverte de la substance grise corticale et de la substance blanche médullaire. C'est lui aussi qui expliqua l'absurdité de l'hypothèse du passage de la pituite cérébrale dans les narines.

A cette époque, en France, on constata le liquide cérébro-spinal.

Vers la fin du même siècle, Varoli (2) découvrit l'arachnoïde, étudia la direction des fibres de la protubérance à laquelle on donna son nom; il a su suivre la moelle allongée jusque dans les corps striés.

A la même époque, se basant sur l'anatomie comparée, Gaspard Bartholin énonce la théorie, entrevue déjà par l'Ecole d'Alexandrie, que la moelle est la partie du centre nerveux qui naît la première et donne naissance au cerveau qu'il appelle *la double apophyse de la moelle.*

Cette idée est soutenue et largement exposée vers le milieu du XVIIe siècle, par Willis, qui s'exprime ainsi :

«Au premier abord, trois parties se présentent : la moelle allongée, le cerveau et le cervelet, d'où il suit que la moelle allongée est la tige commune d'où naissent le cerveau et le cervelet comme des excroissances. C'est pourquoi quelques anatomistes considèrent le cordon médullaire comme la partie fondamentale, dont le cerveau et le cervelet sont les appendices » (3).

---

(1) *De Corporis humani fabrica:* Basilæ, 1543.

(2) *De Resolutione corporis humani* (1591).

(3) *Cerebri anatome, cui accessit nervorum descriptio et usus;* Londres, 1664, et Manget, *Bibliotheca anatom.,* t. II; Genevæ, 1685.

Willis donne à a substance corticale la fonction de séparer du sang les esprits animaux, tandis que la substance médullaire blanche sert à les élaborer et à les charrier à travers la moelle spinale dans les diverses parties du corps.

Willis considère les circonvolutions comme se diversifiant par séries indécises et fortuites, et sait que l'homme est l'animal sur lequel elles se trouvent les plus volumineuses et les plus nombreuses.

Il désigna le nerf olfactif comme première paire crânienne et fit quelques modifications sans grande importance dans l'ordre de description des nerfs crâniens.

C'est Willis, qui, le premier chercha à attribuer des fonctions différentes aux différentes parties de l'encéphale, et c'est le même anatomiste qui doit être considéré comme *le véritable père de la localisation des facultés cérébrales*. Il pense que « s'il parvient à montrer les analogies et les différences des parties variées du cerveau chez les divers animaux comparés entre eux et avec l'homme, il pourrait découvrir, non-seulement les facultés et les usages de chaque organe, mais aussi les rudiments, les influences et les modes secrets d'opérer de l'âme sensitive. »

C'est vers 1660 ou 1665, avec Malpighi, que commence l'étude histologique du cerveau.

Ces recherches marquent dans l'histoire de l'encéphale : « Dans le le cerveau des grands animaux à sang chaud, j'ai trouvé la substance corticale formée de l'agglomération d'une multitude de petites glandes » (1).

Et plus loin : « De chacune (des glandes) émerge en dedans une fibrille blanche nerveuse comme permettent de le voir la blancheur et la diaphanéité de ces corps ; de sorte que de la contexture de cette multitude de fibrilles en un faisceau procède de la substance blanche. »

-----

(1) *De Cerebri cortice.* Manget, *Biblioth. anatom.,* t. II, p 321.

1861. — Krishaber.   3

Il envisage la moelle épininière comme un faisceau nerveux qui, parvenu au cerveau, se partage en deux parties, droite et gauche ; après avoir tapissé les ventricules, celles-ci arrivent à la substance grise, dans les glandules nerveuses de laquelle s'implantent les racines nerveuses. Comme dans les ventricules, dit-il, et dans les parties principales de la moelle, d'où s'élèvent des renflements, on trouve en abondance de la substance corticale, et qu'en les coupant en travers on observe sur les plans de section la continuation des fibres nerveuses, il faut bien en conclure que les nerfs naissent de l'intérieur des glandules.

Malpighi combat l'assertion de Willis, suivant lequel on reconnaîtrait dans les corps striés et les couches optiques la double série de faisceux ascendants et descendants, tout en admettant le fait physiologique des deux courants nerveux. Dans sa critique contre Willis, il est énergiquement soutenu par l'autorité du plus sceptique et plus spirituel anatomiste de cette époque, N. Sténon.

Dans un discours prononcé en 1668, devant une assemblée scientifique, qui, deux ans plus tard, devait former le noyau de l'Académie des sciences, Sténon (1) combat impitoyablement les publications histologiques de ses illustres contemporains. Sténon mérite le reproche qui lui a été fait d'avoir arrêté, en les frappant de ridicule, ces travaux sur la structure de l'encéphale :

« La mollesse de la substance leur étant tellement obéissante, que sans y songer, les mains forment les parties, *selon que l'esprit se l'est imaginé....* Il nous feront même passer en un besoin la substance du cerveau pour une membrane » (2).

----

(1) Suivant Cuvier, ce discours a été prononcé en 1664. Ce fait a de l'importance, car c'est dans l'intervalle de ces quatre années que Malpighi fit paraître ses découvertes histologiques les plus importantes, dont aucune mention n'est faite par Sténon, qui, du reste, mettait une animosité par trop partiale dans ses sorties contre les micrographes.

(2) Fragments du discours cité.

Le dernier phrénotomiste de son époque, Vieussens s'occupe encore de la structure du cerveau. Partant des pyramides antérieures, il suit les faisceaux amplifiés à travers les protubérances annulaires, les pédoncules du cerveau, les couches optiques et les corps striés jusque dans cette partie qu'il appelle centre ovale et qui a reçu son nom (1).

Il montre les prolongements du corps calleux dans la substance blanche, où il veut leur trouver uue continuation avec les faisceaux pédonculaires nés de la pyramide, et c'est toute cette masse qui forme le centre ovale.

Vieussens décrivit en outre la petite lamelle horizontale qui ferme en bas l'aqueduc de Sylvius.

Trente ou quarante ans plus tard, Pourfour du Petit décrit quelques filaments nerveux carotidiens se rendant au corps pituitaire.

Tarin, en 1750, publiant la description des deux petits voiles de substance nerveuse, qu'il appela *frœnula nova*, leur laissa son nom.

En 1776, Malacarne fit connaître la communication entre le troisième et quatrième ventricules (2).

Monro expliqua, en 1783, le mode de formation d'un orifice artificiel faisant communiquer les ventricules latéraux avec le troisième ventricule.

Antérieurement à cette époque de quelques années, Cotugno fit connaître le rôle du liquide cérébro-spinal.

Vicq-d'Azyr (1790) décrit le quadrilatère perforé et le triangle interpédonculaire.

Dans une série de travaux importants publiés depuis 1776 à 1808, Sœmmering décrit la substance jaunâtre de la couche grise des circonvolutions intermédiaires et la matière noire du noyau des pédoncules cérébraux.

---

(1) *Nevrographia mniversalis;* Lugduni, 1684.

(2) Nous avons vu plus haut que Galien déjà a connu cette communication sans en donner cependant une description détaillée.

C'est cet éminent anatomiste qui appuie le premier sur l'importance de l'étude du poids de l'encéphale.

La théorie singulière d'un *sensorium commune* ayant pour siége un fluide encéphalique nous est resté complétement incompréhensible, à moins de croire, ce qu'il serait difficile d'admettre, que Sœmmering ait voulu faire renaître l'antique rêverie des esprits animaux.

Bichat (1) inaugura notre siècle, et les recherches anatomiques modernes, en établissant dans le système nerveux la division en système nerveux de la vie animale, et système nerveux de la vie végétale ; le ganglion fut élevé au rang du centre nerveux. Il faut remarquer, toutefois, que Winslow déjà avait prononcé ce mémorable axiome que : « Les ganglions diffèrent plus ou moins en volume, en couleur et en consistance, comme autant d'origines ou de germes dispersés *de cette grande paire de nerfs sympathiques* et par conséquent par autant de *petits cerveaux* » (2).

Quant au cervelet, Reil (3) établit le premier que le noyau rudimentaire du cervelet est formé par la partie médiane, des deux côtés de laquelle se groupent successivement des masses nouvelles, les lobules, par une série d'additions, à mesure qu'on s'élève dans l'échelle des vertébrés, si bien que, dans l'homme, cette partie intermédiaire vermiforme ne semble plus que la commissure médiane.

Il décrit exactement les pédoncules cérébelleux et leur marche. Entre les faisceaux du centre médullaire de chaque hémisphère, il interpose le corps rhomboïdal. Reil décrit minutieusement les lobes et lobules du cervelet dont il a prouvé l'existence constante dans leur siége, leur forme principale et leur volume.

---

(1) *Anatomie générale*, t. I ; Paris, 1801.

(2) *Exposition anatomique de la structure du corps humain.* In-4°, p. 462 ; Paris, 1732.

(3) *Reil's Archiv*, t. VIII, IX et XI.

Quant aux nerfs crâniens, Reil les fait procéder tous de la substance grise du cerveau ; il indique, pour chacun d'eux, le noyau gris auquel il croit devoir en rapporter l'origine.

Il est évident que le mode d'exposition de la structure de l'encéphale, tel que Reil l'avait compris, a été le point de départ des travaux ultérieurs de Gall et Spurzheim. Avec Reil, en effet, on voit se dessiner nettement les tendances localisatrices de la plupart des phrénologistes qui lui ont succédé.

Reil est matérialiste, mais matérialiste timide ; il s'assimile à la vieille école épicurienne et stoïcienne ; mais tout en désirant qu'on trouve virtuellement dans la matière la cause de la vie à l'exclusion de tout principe immatériel, il reconnaît un *principe subtil* dont l'intervention est nécessaire pour l'organisation de la matière vivante.

En 1808, Gall et Spurzheim présentèrent un mémoire à l'Académie des sciences (1), devenu célèbre et par sa valeur réelle et peut-être aussi par les extravagances hardies qui y ont été exposées. C'était une révolution.

Nous donnerons quelques remarques sur les travaux purement anatomiques des deux auteurs pour revenir, dans un travail ultérieur, sur l'interprétation que ces auteurs ont donnée à leurs recherches.

Nous avons vu que déjà Willis avait clairement émis l'idée que l'anatomie permettra un jour « de comprendre les facultés et les usages de chaque organe du cerveau ».

Gall et Spurzheim s'emparent de cette idée ; ils commencent leur étude par le cerveau de l'homme, motivant cette manière de procéder dans les termes suivants : « D'après les connaissances que nous avons des animaux, nous ne découvrons en eux aucune qua-

---

(1) Le mémoire a été publié en 1809-10, sous le titre de *Recherches sur le système nerveux en général et celui du cerveau en particulier.* In-4°.

lité, aucun mode d'action dépendant du cerveau dont le type ne se retrouve pas en nous. C'est pourquoi nous sommes fondés, en quelque manière, à regarder les cerveaux des animaux *comme des fragments du cerveau de l'homme* et à chercher, dans le cerveau humain, toutes les parties disposées dans les diverses classes des animaux. En ôtant et retranchant quelques parties du cerveau de l'homme, nous le ravalons au niveau du cerveau des animaux, et en ajoutant de nouvelles parties à celui-ci, on peut l'élever à la perfection du cerveau humain. » Nous reviendrons, dans la seconde partie de notre étude, sur ce sujet où l'évolution de l'encéphale nous confirmera la vérité de ce remarquable passage.

Ces deux grands anatomistes établirent que chez les animaux inférieurs, sans encéphale et sans moelle épinière, les centres nerveux se composent de petits amas gélatiniformes d'où irradient des filaments nerveux qui se distribuent dans toutes les parties. « Ces systèmes nerveux sont ceux des entrailles (viscères), et comme les fonctions des entrailles se continuent dans les animaux supérieurs, on doit retrouver dans leurs entrailles et dans leurs vaisseaux les systèmes nerveux des entrailles et des vaisseaux des animaux inférieurs ; d'où il suit que les appareils nerveux des invertébrés sont, chez les vertébrés les types des plexus nerveux du bas-ventre, de la poitrine et de la série plus ou moins interrompue des ganglions du nerf sympathique. » — Cet exposé ingénieux n'est évidemment pas rigoureux, car chez les animaux inférieurs dont parlent les auteurs, les nerfs qu'ils appellent viscéraux représentent nécessairement aussi les centres nerveux de la vie de relation. — Gall et Spurzheim concluent, et c'est le point capital de leur recherche dans ce sens, *que le grand sympathique est indépendant* du cerveau et de la moelle épinière. Dans tous les centres nerveux (grand sympathique, moelle, encéphale), ces auteurs trouvent que les fibres de la substance blanche et les nerfs naissent des ganglions de la substance grise ; d'où le nom de *matrice de nerfs* que Gall lui a imposé. Nous reviendrons plus tard sur ce sujet, et il nous sera donné de citer les autorités sérieuses et les faits qui ont renversé cette assertion aussi fausse par le fond qu'elle est séduisante au premier abord. — Mais que dire devant cette sortie bien autrement hardie de Gall, où se révèle un esprit généralisateur sans égal, et que nous reproduisons textuellement de peur d'y défigurer la moindre nuance : « Beaucoup de phénomènes ont lieu *sans le système nerveux*, beaucoup d'autres ne reçoivent de ce système que des modifications, d'autres enfin le reconnaissent pour cause unique ; par conséquent, on ne peut considérer le système nerveux comme la cause première et unique de toutes les actions des corps organisés, de toute irritabilité, de toute vitalité, à moins qu'un naturaliste ne soit assez heureux pour démontrer qu'il y a de véritables systèmes nerveux dans les zoophytes, et assez hardi pour élever les fibres des plantes au rang de fibres nerveuses. » (1)

Mais revenons au cadre plus restreint de notre étude, dont nous avons le tort de sortir quelquefois, entraîné que nous sommes malgré nous par ces beautés mystérieuses et perfides que l'on appelle hypothèses.

Gall envisage le cerveau comme formé de ganglions en tout semblables aux ganglions du grand sympathique.

Cette idée est reprise et largement développée quelques années plus tard par de Blainville (2), dont nous rendons en quelques mots la systématisation ingénieuse.

Cet auteur considère *l'axe cérébro-spinal* comme formé de deux cônes nerveux, réunis par un sommet commun et d'où procèdent des nerfs dirigés en sens contraire : l'un postérieur ou inférieur formé par la moelle épinière, l'autre antérieur et supérieur, constitué par la tige

---

(1) Nous aurions hésité à rendre cette opinion de Gall, si Bichat lui-même n'avait pas professé une opinion semblable. L'auteur de l'*Anatomie générale* ne se rit-il pas, lui, de l'*Atmosphère nerveuse* de Reil, et ne dit-il pas de n'admettre les filets nerveux que là où il peut les voir ?

(2) *Considérations générales sur le système nerveux* (*Journal de physique et de chimie*; Paris, 1821).

céphalique prolongée jusqu'aux lobes olfactifs et d'où s'élèvent des ganglions céphaliques. Nous ne parlerons que de cette dernière partie dont voici l'exposé rapide :

Quatre ganglions appartiennent à autant de vertèbres céphaliques. Le premier ganglion est l'olfactif. Les nerfs qui en émanent vont à la membrane pituitaire.

Le second ganglion céphalique ou sphénoïdal antérieur naissant est celui de la vision. Deux ordres de nerfs s'y rapportent : 1° le nerf optique de la partie supérieure du ganglion ; 2° les moteurs oculaire commun et externe de sa partie inférieure.

Le troisième ganglion ou sphénoïdal postérieur est formé par le corps olivaire. De sa partie supérieure naît le facial et l'acoustique, de sa partie inférieure le trijumeau.

Le quatrième ganglion céphalique, ganglion occipital, est le bulbe.

De sa partie supérieure naît le pneumogastrique et le glosso-pharyngien et de sa partie inférieure le grand hypoglosse et l'accessoire de Willis.

Un système nerveux sympathique est placé, suivant de Blainville, entre ces ganglions céphaliques. Leur arrangement est le suivant :

Le ganglion nasal du canal incisif est celui de la première vertèbre céphalique, le ganglion ophthalmique celui de la seconde vertèbre, le ganglion de Meckel celui de la troisième, et le ganglion de Jacobson celui de la quatrième vertèbre.

Les deux moitiés du système central sont unies par des commissures. Les commissures de premier ordre sont celles que l'auteur nomme de *continuité*. Elles réunissent les deux substances grises fondamentales, et peuvent aussi être considérées comme en faisant partie. Elles sont donc formées de substance grise.

Les commissures de second ordre sont celles formées par la substance blanche ; l'auteur les appelle commissures *d'entre-croisement*.

Au premier ordre, qui de beaucoup est le plus important, appartient la commissure grise des couches optiques, la partie de la substance grise qui forme le quatrième ventricule, la valvule de Vieussens, et l'auteur semble vouloir y faire entrer les deux commissures antérieure et postérieure du cerveau et le corps calleux.

De Blainville établit l'existence de *ganglions sans appareil extérieur* qui sont les *masses olfactives, les hémisphères* proprement dits, les *tubercules quadrijumeaux* et *le cervelet*. Leur principal caractère est d'être réunis d'un côté à l'autre par des *commissures* qui sont pour *les masses olfactives*, une commissure blanche, faisceau de substance blanche qui les unit, une commissure grise ou transverse, c'est la commissure antérieure du cerveau.

Les hémisphères ont pour commissures : *blanches*, une supérieure, la voûte a trois piliers, une inférieure, c'est un faisceau qui passe sous le pédoncule cérébral ; *grise*, le corps calleux.

Les tubercules quadrijumeaux ont pour commissures : *blanches*, deux faisceaux antérieurs et postérieurs qui les unissent ; *grise*, une commissure transverse épaisse.

Le cervelet a pour commissures : *blanches*, les prolongements, la moelle et les tubercules quadrijumeaux, et pour commissure grise le pont de Varole.

Nous ne pourrions pas continuer ce sujet sans empiéter sur les travaux de nos contemporains, qui doit entrer dans notre étude ultérieure sur la structure de l'encéphale. Nous remarquerons seulement à l'égard du système de de Blainville, qu'il a été attaqué par plusieurs anatomistes et infirmé dans quelques détails, notamment par M. Foville.

Nous continuerons notre étude par un aperçu rapide sur le développement de l'encéphale, chez l'embryon.

Et d'abord l'encéphale se développe-t-il simultanément avec les autres parties du système nerveux? Et si ces parties ne se montrent que successivement, quel est leur ordre de succession?

D'après Malpighi(1), dont l'opinion fut partagée par d'autres anatomistes, c'est la moelle épinière qui apparaît la première; pour Meckel la moelle épinière est la matrice du système nerveux; en effet, dit cet illustre anatomiste, « la moelle épinière est la première partie qui se montre dans le poulet, de sorte que cet organe semble être en quelque sorte la matrice de tout le système nerveux. On trouve bien la moelle sans le cerveau, mais jamais le cerveau sans la moelle épinière, pas plus chez les animaux que chez les monstres humains. Lorsqu'il y a des nerfs sans cerveau ni moelle, c'est que ces deux organes existaient antérieurement » (2).

Ackermann admet que le grand sympathique devait se développer le premier, l'encéphale et la moelle se montrent ensuite; la moelle est la dernière à apparaître, elle n'est que le prolongement du cervelet et du cerveau; opinion plutôt faite pour obéir à une théorie préconçue que basée sur l'observation.

Pour M. Serres, le développement du système nerveux est centripète et non centrifuge. Cet anatomiste a vu, sur les embryons des animaux, les nerfs latéranx du tronc et de la tête se montrer distinctement, alors que les centres nerveux, encéphale et moelle épinière, n'étaient encore qu'à l'état liquide. « Tous les nerfs, dit M. Serres,

---

(1) *De Formatione pulli in ovo dissert.*; Loudres, 1773.
(2) *Deutsches Archiv fur die Physiologie*, t. I, p. 385.

se forment de la circonférence au centre, l'origine se trouve alors nécessairement dans les organes auxquels on suppose ordinairement qu'ils se distribuent, et leur terminaison ou leur insertion se fait sur l'axe cérébro-spinal, duquel on les a fait provenir jusqu'à ce jour » (1). De même le cerveau et la moelle se développent de dehors en dedans, jamais du centre à la circonférence, et la moelle épinière, loin d'être, comme le veut Meckel, la matrice du système nerveux, est tout à fait étrangère à la formation des nerfs.

M. Serres a vu distinctement sur l'embryon du poulet le nerf optique alors que les centres nerveux étaient encore liquides. Il s'appuie encore sur ce fait, que chez les acéphales, on trouve les nerfs formés dans tous les organes.

Cependant, suivant Baer, Arnold, Bischoff et Coste, non-seulement le nerf optique, mais encore les nerfs olfactif et acoustique, naî-traient des vésicules cérébrales primitives, et leur évolution mar-cherait simultanément avec celle de l'encéphale. Les nerfs de sensi-bilité spéciale se présenteraient, d'après ces auteurs, sous la forme de vésicules creuses, les nerfs optiques naissent de deux prolonge-ments tubulés s'insérant sur la première vésicule cérébrale anté-rieure, les nerfs olfactifs de la base de ces premières cellules, le nerf acoustique de la troisième. Ainsi, le développement de ces trois nerfs concorde avec l'évolution de l'encéphale, et ne la précède point, ainsi que le veut M. Serres.

Si l'on trouve quelquefois des nerfs développés, alors que les centres nerveux n'existaient pas, c'est, d'après M. Coste en particu-lier, parce que ces centres nerveux ont disparu. Toutes les parties du système nerveux *se développent in situ*, d'après cet éminent phy-siologiste, et ne sont point liées nécessairement les unes aux au-tres dans leur apparition.

Antérieurement, Rolando avait émis l'idée que la protubérance et le bulbe se développent les premiers; de la moelle allongée comme

(1) *Anat. comp. du cerveau ;* Paris, 1826.

d'un centre irradient la moelle épinière et les différentes parties de
l'encéphale.

Pour Tiedemann, la moelle allongée et la protubérance ne se développeraient qu'après la moelle épinière.

Que conclure d'opinions aussi opposées et soutenues par des autorités également imposantes?

Le développement du système nerveux est-il centrifuge ou centripète? l'encéphale préexiste-t-il à la moelle ou la moelle à l'encéphale ?

De toutes les opinions que nous venons d'énumérer, nous accep-
tons volontiers celle de Bischoff et Coste, comme la plus ration-
nelle, et basée sur une observation exacte.

Une autre question, non moins importante et non moins discutée,
se présente à nous. Les deux substances qui entrent dans la con-
stitution du système nerveux se développent-elles simultanément ?

Nous avons plus haut cité succinctement l'opinion de Gall et de
Spurzheim, qui regardent la substance grise comme la matrice de la
substance blanche: « La substance grise, dit Gall, est l'origine et
l'aliment de toutes les fibres nerveuses. » Cette opinion a été rejetée par presque tous les autres anatomistes. Il est aujourd'hui indu-
bitablement prouvé que la substance blanche est antérieure à la
substance grise. Gall compare la substance grise au corps muqueux
de la peau, et, pour expliquer la formation de nerfs en l'absence de
cerveau et de moelle épinière, il admet comme certain la présence
de substance grise aux extrémités nerveuses périphériques. Trevira-
nus, Desmoulins, et surtout M. Serres, ont infirmé les idées de Gall :
cependant ces dernières ont été reprises et développées par certains auteurs, parmi lesquels il faut citer surtout Wager. Tiedemann
croit que les cellules nerveuses ne prennent la couleur grise qu'au
bout de quelque temps ; il avait tiré de là cette conclusion, que la
substance blanche précède la substance grise.

Ces deux questions évolutionnelles n'ayant pas reçu jusqu'aujourd'hui une solution satisfaisante, nous abordons la question du développement des parties constituantes de l'encéphale, n'ambitionnant que le petit mérite de la simplification de cette étude.

Des segmentations multiples et successives du vitellus résulte une couche de cellules appliquée au-dessous de la membrane vitelline ; c'est la membrane blastodermique, germe de l'individu. Dans le blastoderme apparaît une tache (aire germinative de Bischoff, tache embryonnaire de Wagner et Coste) qui se dédouble en deux feuillets, un feuillet externe séreux et un feuillet interne muqueux ; en même temps, la tache embryonnaire devient obscure à la circonférence (*area obscura*), transparente au centre (*area pellucia*) ; elle devient ovalaire, s'incurve en forme de bouclier allongé ; à la partie moyenne de cette tache se creuse un sillon ou gouttière appelée *ligne primitive ;* les deux bords de cette gouttière deviennent de plus en plus épais, de manière à former deux reliefs longitudinaux, et puis ils se réunissent à leurs deux extrémités en avant en arc de cercle, pour former l'extrémité céphalique, en arrière, en fer de lance, pour constituer l'extrémité caudale. Ce sont ces deux reliefs dépendant du feuillet *séreux* du blastoderme qui, d'après la plupart des embryogénistes, seraient l'origine du système nerveux. Cependant Bar prétend que ces reliefs ne sont que les deux moitiés de l'enveloppe des centres nerveux ; il les appelle *lames dorsales.*

Il faut au contraire admettre, avec Reichert, qu'en dehors des deux moitiés du système nerveux naissent des lames dorsales qui se ferment ensuite sur la ligne médiane.

D'après Coste et Bischoff, le système nerveux et son enveloppe se développeraient simultanément. Bientôt le tube médullaire se renfle à son extrémité céphalique, et le tout se présente « sous la forme d'un ballon à col allongé dont l'encéphale serait la dilatation terminale » (1).

---

(1) Nous empruntons cette image à M. Dupré, qui a le don des comparaisons ingénieuses.

Cette dilatation se divise en trois portions dites vésicules ou cellules cérébrales, en même temps que la portion terminale inférieure se dilate en un renflement assez volumineux appelé *sinus rhomboïdal.*

Les trois cellules cérébrales se développent successivement dans l'ordre suivant : d'abord la cellule antérieure, puis la moyenne, et en dernier lieu la postérieure. La dernière cellule se termine en pointe inférieurement pour se continuer avec la moelle épinière.

Dans l'origine, ces trois cellules sont ouvertes en haut, de même que la moelle l'est en arrière ; la substance nerveuse se dépose rapidement pour clore les cellules antérieures et moyennes, tandis qu'à la partie supérieure de la cellule postérieure persiste une fente qui représente le calamus scriptorius.

Bientôt les cellules cérébrales se subdivisent, l'antérieure et la postérieure se partagent en deux cellules, la moyenne ne se dédouble pas; de là, formation de cinq vésicules qui doivent donner naissance aux différentes parties constituant l'encéphale.

La portion antéro-supérieure de la vésicule cérébrale antérieure se renfle en se déprimant sur la ligne médiane, de manière à former une saillie bilobée qui doit donner naissance aux hémisphères cérébraux (cerveau antérieur de Bar). La partie postérieure de cette même cellule, séparée de la partie antérieure par un léger étranglement, formera les couches optiques (cerveau intermédiaire de Bar). La cellule moyenne, qui n'a subi aucune division, doit donner naissance aux tubercules quadrijumeaux (cerveau postérieur de Bar), et à l'aqueduc de Sylvius. La cellule postérieure correspond, par sa subdivision antérieure, à la protubérance annulaire et au bulbe; par la postérieure, au cervelet.

En même temps les vésicules cérébrales se recourbent pour suivre le mouvement d'incurvation que subit l'extrémité céphalique de l'embryon : de là trois courbures imprimées aux premiers rudiments de l'encéphale : une correspond aux deux premières vésicules ; les tubercules quadrijumeaux occupent le sommet de cette courbe ; la seconde est située entre le cervelet et la moelle allongée ; la troisième entre la moelle allongée et la moelle épinière.

Pour l'étude du développement secondaire de l'encéphale, on peut procéder des lobes cerébraux à la moelle ou de la moelle aux lobes cérébraux. Cette dernière partie nous semblant être la plus claire, nous l'avons adoptée, bien que le développement s'effectue en sens inverse, c'est-à-dire de la vésicule antérieure à la postérieure.

La vésicule postérieure se divise, comme nous l'avons dit, en deux portions secondaires ; l'une correspond au cervelet, l'autre à la moelle allongée. Les corps restiformes ou les pédoncules cérébelleux inférieurs apparaissent vers le troisième mois sur la face postérieure de cette vésicule ; les pyramides antérieures se montrent ensuite. Tiedemann a vu l'entre-croisement des pyramides dès la quatrième semaine (1). Les pédoncules cérébelleux supérieurs se montrent à la fin du troisième mois, les olives ne se montrent que tardivement, vers la fin du sixième mois ; *elles manquent chez les oiseaux, les reptiles et les poissons.* La protubérance annulaire, qui manque également chez les oiseaux, les reptiles et les poissons, est d'abord représentée par des tractus longitudinaux qui font suite aux lames médullaires primitives. Ce n'est que vers le quatrième mois qu'apparaissent les fibres transversales (Tiedemann) de la protubérance. Les cordons intermédiaires du bulbe sont très-apparents dès le quatrième mois; ils remontent alors à travers la protubérance pour s'accoler aux faisceaux pyramidaux. La substance grise ne semble se déposer entre les faisceaux blancs de la protubérance que vers le cinquième mois et les suivants.

Le développement du cervelet s'effectue à la même époque que celui du cerveau postérieur. Vers la fin du deuxième mois s'élèvent de chaque côté du corps restiforme deux lames qui viennent s'unir,

----

(1) Elles sont d'abord aplaties comme dans les vertébrés inférieurs; ce n'est que plus tard qu'elles font saillies à la surface du bulbe.

se souder sur la ligne médiane. Du troisième au quatrième mois, au centre de chaque moitié apparaît un noyau, vestige du corps rhomboïdal. Au cinquième mois, le cervelet s'étend en travers, s'aplatit, se creuse de sillons et d'anfractuosités. Au sixième mois, les hémisphères sont distincts et l'échancrure postérieure est apparente. Au septième mois, le cervelet se divise nettement en trois lobes, lobe médian et lobes latéraux ; les valvules de Tarin sont bien développées ainsi que le lobule du pneumogastrique. Il est important de remarquer que le développement des hémisphères cérébelleux et des fibres transversales de la protubérance marchent ensemble.

Aux dépens de la vésicule moyenne se forment les tubercules quadrijumeaux et le corps innominé.

Vers la fin du deuxième mois, sur les parties latérales de la substance nerveuse qui représente le cerveau moyen, on voit naître deux lamelles se recourbant de dehors en dedans, se soudant, à la fin du troisième mois, sur la ligne médiane et constituant la paroi supérieure de l'aqueduc de Sylvius. Au troisième mois, apparaissent les tubercules quadrijumeaux ; ils ne sont d'abord que deux et sont creusés d'une cavité comme chez les oiseaux.

Vers le sixième mois seulement, une fissure transversale divise en deux chacun des tubercules déjà existant, et de bijumeaux qu'ils étaient ils deviennent quadrijumeaux.

De la vésicule cérébrale antérieure naissent les hémisphères cérébraux et les couches optiques. La cavité interhémisphérique du cerveau se remplit de substance nerveuse en arrière et sur les côtés ; en avant et sur la partie moyenne persiste un écartement qui sera le ventricule moyen ; cet écartement est limité latéralement par les couches optiques qui, séparées en avant, sont alors réunies en arrière par un cordon transversal blanchâtre ou commissure, au-dessus duquel Tiedmann a vu l'anus vers la fin du second mois. Les corps genouillés externes ne sont distincts qu'à six mois. C'est au neuvième mois seulement que Tiedemann a vu la commissure molle passant au-dessus du ventricule et réunissant les deux couches optiques. Dès le deuxième mois, les corps striés sont apparents, sous la forme de deux éminences extérieures aux couches optiques ; leur développement, comme celui de ces derniers, est proportionnel à celui des hémisphères. A la même époque, suivant les uns, seulement au quatrième mois, suivant Tiedmann, apparaît la glande pinéale. Bischoff la regarde comme une production de la pie-mère. Suivant Valentin, le tubercule cendré ne se développerait que vers la première moitié du troisième mois. On ne sait rien de bien certain sur la formation du corps pituitaire ; Tiedmann dit l'avoir vu vers le troisième mois ; pour Ratkhe, le corps pituitaire ne serait qu'une excroissance de la cavité pharyngienne. Pour Reichert, ce serait l'extrémité antérieure de la corde dorsale !...

Des tubercules mamillaires, qui au deuxième mois ne forment qu'une seule éminence, naissent à la même époque les piliers antérieurs de la voûte à trois piliers. Ces tubercules ne sont doubles qu'au septième mois.

Vers deux mois, les parois de la vésicule antérieure s'épaississent et les rudiments des hémisphères se développent d'une manière notable. A la fin du troisième mois, ils recouvrent complétement les corps striés et les couches optiques ; au quatrième, ils atteignent les tubercules quadrijumeaux ; au sixième, ils recouvrent ces tubercules ainsi que le cervelet.

Au quatrième mois, la face supérieure des hémisphères est encore loin ; sur la face antérieure se trouve un sillon qui représente la scissure de Sylvius.

Les hémisphères cérébraux s'accroissent-ils de dedans en dehors ou de dehors en dedans par l'addition de nouvelles couches ? D'après Reil, la substance grise serait déposée par la pie-mère, « peut-être le cerveau lui-même se produit-il par de semblables précipités que forme successivement cette membrane ». Tiedmann admet l'opinion de Reil, et pour cet anatomiste c'est la pie-mère qui sécrète la substance cérébrale par couches successives. Pour Desmoulins, elle est sécrétée à la fois par la pie-mère et la membrane ventriculaire; la substance corticale ne serait produite qu'en dernier lieu. D'après ces auteurs, la substance corticale ne paraîtrait qu'au dernier mois de la vie fœtale ou même après la naissance !

Or, M. Baillarger a vu distinctement la substance corticale dès le cinquième mois, alors que les hémisphères n'ont pas acquis leur développement complet; si la pie-mère continuait à déposer des couches successives de substances nerveuses, la substance corticale, au lieu de demeurer superficielle, deviendrait centrale. On doit donc regarder comme infirmée l'opinion de Reil, Tiedmann et Desmoulins. Il est plus naturel d'admettre, avec MM. Baillarger et Longet, que le cerveau se développe par intussusception, grâce à la puissante vascularité dont il est doué.

La cloison transparente, dont le développement se lie à celui du corps calleux et de la voûte à trois piliers, est constituée vers le cinquième mois par deux lamelles entre lesquelles se trouve un espace qui représente le ventricule de Cuvier. Du développement de la cloison transparente résulte le dédoublement de la cavité ventriculaire et la formation des ventricules latéraux.

Ces ventricules forment d'abord une cavité unique sans cloison transparente ni corps calleux ; un vide spacieux existe alors entre les deux hémisphères, cette cavité ventriculaire se prolonge jusque dans les nerfs olfactifs. Vers le quatrième mois, chaque cavité descend dans le lobe moyen correspondant pour constituer l'étage inférieur des ventricules. Les plexus choroïdes sont déjà distincts. A cinq mois, on reconnaît la corne d'Ammon, la cavité ancyroïde, l'ergot de Morand. A partir du septième mois, les ventricules se rétrécissent peu à peu ; au neuvième mois, ils ont la même configuration que ceux de l'adulte.

La voûte à trois piliers n'apparaît qu'à la fin du deuxième mois. Des tubercules mamillaires représentant encore une masse unique, partent deux minces cordons qui représentent les piliers antérieurs;

ces deux cordons montent verticalement derrière le corps calleux et se recourbent d'avant en arrière sans cependant se réunir. A quatre mois, ces deux cordons commencent à s'unir en avant, puis se séparent en arrière pour contourner les couches optiques et descendre en s'écartant de plus en plus dans le lobe moyen (étage inférieur).

A cinq mois, on voit distinctement les piliers antérieurs s'enfoncer dans les éminences mamillaires et traverser les couches optiques. A sept mois, commence l'union entre les deux piliers postérieurs. A huit ou neuf mois, la voûte est suffisamment large et prolongée en arrière pour recouvrir tout le ventricule moyen.

Le corps calleux se présente d'abord comme une lame verticale interposée en avant entre la partie antérieure des deux hémisphères, et qui, s'infléchissant d'avant en arrière à la manière d'un genou, suit ces hémisphères dans leur développement vers la partie postérieure. Au quatrième ou cinquième mois, le corps calleux est encore vertical, très-petit ; ce n'est qu'à six mois qu'il atteint la partie antérieure des couches optiques. D'après Tiedmann, les fibres des pédoncules cérébraux, pénétrant d'abord dans les hémisphères, se recourberaient ensuite de dehors en dedans pour constituer les fibres transversales du corps calleux. A sept mois, cette grande commissure recouvre complétement les couches optiques et les ventricules. A neuf mois, elle atteint les tubercules quadrijumeaux.

Gall et Reil regardaient le corps calleux comme émanant des circonvolutions, opinion qui n'est pas fondée, d'après Tiedmann, puisque le corps calleux existe déjà vers quatre ou cinq mois, alors qu'il n'y a pas encore de circonvolutions.

Quel est le mode de formation des circonvolutions cérébrales ? Gall pensait qu'elles étaient dues au plissement de la calotte encéphalique. Suivant cet anatomiste, dans les cas d'hydrocéphalie intracérébrale, on voit le corps calleux se soulever entre la scis-

sure interhémisphérique, les circonvolutions se déplissent, et le tout
offre une surface unie et régulière. Cependant Cuvier affirme que
dans l'hydrocéphalie la saillie des circonvolutions s'efface, parce
que la substance médullaire s'amincit, mais il n'y a pas de plis-
sements ; les parois des ventricules, quoique amincies, ont la même
configuration qu'auparavant. Cruveilhier affirme aussi que dans
l'hydrocéphale les circonvolutions sont aplaties, amincies, mais
non déplissées ; de plus, si, comme le veut Gall, les circonvolutions
n'étaient que déplissées, « sans aucune distension forcée de leurs
fibres », dans l'hydrocéphalie l'intelligence devrait rester intacte :
or on sait quelle est la faiblesse intellectuelle des hydrocé-
phales, faiblesse que l'on peut expliquer par l'atrophie des circonvolutions.

Ici finit notre exposé rapide sur l'évolution de l'encéphale ; il s'y
rattache une considération d'une certaine importance.

On a admis, surtout en Allemagne, que le système nerveux, l'encéphale aussi bien que la moelle épinière, se présentaient dans les
différents degrés de la période embryonnaire, sous différents états
propres à divers animaux vertébrés : ainsi le système cerébro-
spinal de l'homme représenterait d'abord celui d'un poisson ; plus
tard, celui d'un reptile, puis celui d'un oiseau ; pour arriver enfin
au degré le plus parfait, au système nerveux humain. Il résulterait
de cette théorie que, par suite d'un arrêt de développement, un
homme pourrait naître avec un système cérébro-spinal de poisson,
reptile, oiseau. L'étude de l'organogénie nous montre en effet,
le cervelet, par exemple, aux diverses époques de son développement, passé par différents états transitoires appartenant en propre
à différents vertébrés. Aussi, avant le quatrième mois, le cervelet
de l'homme n'a qu'un lobe médian, ainsi que chez les vertébrés
inférieurs, tandis que les dernières phases de son développement
rappellent l'organisation des vertébrés supérieurs ; de même, à
trois mois, un fœtus humain a les lobes cérébraux d'un reptile ; à

deux mois, ceux d'un poisson ; plus tard enfin, ceux d'un ver-
tébré parfait.

Nous venons de voir que dès le moment de la fécondation il se
fait chez l'embryon un travail incessant, par lequel l'encéphale se dé-
eloppe, afin de concourir à l'harmonie générale qui préside à la
composition de l'individu. Nous avons vu aussi qu'avant d'arriver à
son entier développement il a dû traverser des phases successives,
et nous avons étudié pas à pas la marche qu'a suivie dans son évolution la masse encéphalique depuis la simple cellule jusqu'à la complète formation.

Mais ici une nouvelle question se présente : les fonctions de l'organe arrivent-elles du premier coup au rôle qui leur est assigné, ou
bien suivent-elles d'une manière lente et graduelle le développement du centre d'où elles émanent ?

En un mot, de même que le muscle ne se contracte pas, tant que
ses fibres n'ont point acquis un dégré déterminé de développement, de même le cerveau est-il chez le fœtus un organe inerte et
passif dont le rôle ne commencera que plus tard, à un moment
donné ?

Cette question de savoir si le fœtus est animé ou non, et à quelle
époque doit être reportée son animation, a reçu dans tous les temps
les solutions les plus diverses, et il faut avouer qu'en dehors du côté
scientifique elle offre un point de vue pratique tout particulier, eu
égard à l'avortement et à l'infanticide.

Il serait trop long de rappeler toutes les opinions émises à ce
sujet depuis les temps les plus reculés. Les uns prétendent que le
fœtus est animé dès sa formation, de sorte qu'il reçoit en même temps
le corps et le principe qui l'anime; il faut avouer que c'est faire au
spermatozoïde une bien large part dans le mystère de la création.

D'autres aiment mieux fixer une époque arbitraire pour l'acquisition d'une âme par le fœtus, comme le troisième, le cinquième, le septième mois après la conception.

Certains, à l'exemple de Nasse, et c'est le plus grand nombre, sont persuadés que le fœtus ne s'anime qu'au moment de la naissance, de sorte que d'un même coup l'air se précipite dans le poumon, et l'âme dans le cerveau.

Voilà donc en présence diverses opinions, paraissant bizarres tout d'abord, émises cependant par des hommes sérieux et d'un mérite incontestable, et si l'on veut examiner de plus près ces doctrines qui peuvent sembler oiseuses ou dénuées d'intérêt, on verra qu'elles sont liées aux grands problèmes qui, de tout temps, ont agité l'humanité et qui ont reçu des solutions si différentes.

Je demanderai à ceux qui admettent que le fœtus est animé et jouit de la vie morale, sur quelles preuves ils fondent leur manière de voir.

Personne ne songerait à lui attribuer la volonté et la pensée, et l'on n'oserait lui supposer un appétit quelconque. En effet, le désir de respirer et de se nourrir, que l'on admettait autrefois, est aujourd'hui placé au rang des chimères. On dira que l'embryon se déplace sous l'influence d'un corps froid appliqué sur le ventre de sa mère. Mais il est suffisamment démontré que pareils phénomènes rentrent dans la catégorie des mouvements réflexes.

Je passe sous silence les prétendus cris du fœtus et autres choses de ce genre ; cette théorie n'est plus admissible, et ses partisans ont subi le même sort que leur théorie.

Si le fœtus n'est pas animé avant sa naissance, il l'est donc après, et lorsque Nasse voulut baser une telle proposition sur des faits, il ne manqua pas de partisans.

Mais alors qu'est-ce que cet être qui attend ainsi pendant neuf mois le moment de sa délivrance, quelle différence établir avec l'animal, qui attend comme lui dans le sein de sa mère ? il n'y a donc rien qui puisse les distinguer? Etrangers au monde extérieur, ils vivent de la même vie, ils attendent l'un et l'autre la première inspiration, et dès cemom ent l'un sera l'homme et l'autre l'animal.

Cet embryon qui va s'animer à sa naissance, et qui sera l'homme, combien de fois n'est-il qu'un être imparfait, un être sans forme, un avorton, un monstre, un bloc de matière grossièrement organisé, un je ne sais quoi qui ne tient ni de l'homme ni de la bête!

Or, comme sans pousser les choses aussi loin, le fœtus peut venir au monde idiot, par exemple, imparfait, et tel qu'il n'ait pas avec le monde extérieur plus de rapports que l'animal, voilà deux êtres qui, après avoir eu la même vie intra-utérine, se trouvent dans les mêmes conditions de volonté, de pensée, d'intelligence, et il s'ensuit que si nous persistons à donner une âme au premier, nous ne pouvos la refuser au second.

D'autre part, si nous n'admettons pas l'animation du fœtus à la naissance, comme nous l'avons déjà rejetée pendant l'existence fœtale, nous voilà dans la cruelle alternative ou de refuser une âme à l'homme, ou de l'admettre chez les animaux.

D'un côté, le matérialisme, le néant; de l'autre, un partage avec les chiens, les chats et les singes, nos semblables.

Le choix est difficile, et, je l'avoue, peu fait pour nous satisfaire. Il y a loin de là aux délicieuses rêveries de l'immortalité et de la vie future; et si l'on nous demande comment nous sommes arrivé à une si déplorable conclusion, nous n'avons pour répondre qu'à montrer la suite des idées, et l'on verra du reste que ces idées ne sont pas neuves: l'une, c'est Lucrèce, c'est Spinoza; l'autre touche de près Pythagore et la métempsychose.

Nous voilà, dira-t-on, bien loin du sujet, et l'on ne s'attendait guère, à propos du développement de l'encéphale, rencontrer ici la métempsychose et Spinoza : c'est là l'erreur, car le sujet lui-même va nous servir à voir sous un autre jour des questions si complexes.

Ce qui jette le trouble dans les discussions soulevées par les problèmes que nous venons d'agiter, c'est que les fonctions qu'on a coutume d'attribuer à l'âme sont intimement liées à la structure, à la texture, au développement, à la composition du cerveau.

S'il en est ainsi, il paraît difficile de ne pas tomber dans le matérialisme, puisque avec la mort d'un organe, arrive aussi la cessation de ses fonctions.

Alors, pour éluder la difficulté on s'est servi d'un moyen terme.

Il existe, a-t-on dit, une force, force vitale, cause de tous les phénomènes purement matériels, c'est elle qui préside à la composition et au développement de nos organes, c'est elle qui donne au muscle sa puissance, au cœur son mouvement; mais elle n'est que l'instrument dont se sert l'âme pour communiquer ses impressions : l'une est inhérente à la matière, l'autre est libre; la première meurt, l'autre subsiste.

Il est vrai, c'est assez bien imaginé; mais si l'on y veut réfléchir, comment admettre la réunion de deux forces, en les considérant sous le point de vue de leur cause et de leur modalité?

Ne voit-on pas les absurdités et les contradictions que cette hypothèse fera surgir, quand on voudra l'appliquer aux innombrables phénomènes de la vie corporelle et spirituelle?

Rétablissons les faits : en donnant au cerveau une force spéciale, c'est vouloir donner au muscle une force motrice spéciale, aux cils vibratils une force vibratile, aux reins une force spéciale pour sécréter l'urine.

Chacun voit combien de pareilles idées sont insoutenables; et nous savons que ces fonctions des organes ne sont pas dues à une force spéciale pour chacun d'eux, mais ne sont que la conséquence immédiate de leur structure, de leur texture et de leur composition.

Et pourquoi le cerveau serait-il excepté? pourquoi ses fonctions ne rentreraient-elles pas dans la loi générale ; les fonctions des autres organes n'ont-elles pas le même cachet d'activité immatérielle ?

Mais, dira-t-on, il s'ensuit que ces fonctions de l'àme vont périr comme celles des autres organes, et nous retombons en plein dans le matérialisme ?

Je ne le crois pas. Les fonctions et les organes ne sont que des conséquences d'une cause qui peut être tout à fait indépendante de la manifestation sensible. Ainsi la structure et la composition du muscle peuvent périr, et avec eux la contractilité musculaire ; mais la cause dont l'une et l'autre étaient la manifestation sensible n'en subsistera pas moins.

La pensée périra, et avec elle le cerveau, à la structure duquel elle était liée ; *mais la cause dont ils étaient la manifestation sensible persistera.*

Quant à l'existence de cette cause, à ses conditions, à son conflit avec la matière, nous n'en saurons jamais rien,

A-t-elle un *caractère d'individualité* qu'elle conservera après la mort des organes, ou bien n'est-elle *qu'une partie destinée à rejoindre le Tout*, comme la chaleur ou l'électricité, survivant au corps et à la cause qui l'avait produite ?

C'est une question sur laquelle nous croyons ne pas devoir nous prononcer.

Quoi qu'il en soit, cette manière d'envisager la question nous permet d'admettre cette cause chez le fœtus comme chez l'homme ; personne ne penserait à regarder les embryons et les enfants comme dénués de sexe, parce que leurs organes sexuels ne déploient pas encore l'activité dont ils jouiront plus tard ; et l'on ne peut admettre l'adjonction aux organes génitaux d'une force particulière présidant à leur activité spéciale.

Quant à la question qui est venue se mêler à notre sujet sur les facultés morales qu'on peut rencontrer chez les animaux, rien ne nous autorise à voir là autre chose qu'*une différence de quantité.*

De part et d'autre, on trouve des facultés analogues, les différences tiennent à l'*individualité diverse de la cause fondamentale*.

C'est un fait admis par un certain nombre de physiologistes, que
le développement du fœtus est sous l'influence de son système
nerveux, de même que chez l'adulte les diverses fonctions dépen-
dent de cette force.

Et, comme le cerveau et la moelle, apparaissant d'abord, sont
bientôt suivis du développement du cœur, les gens avides du mys-
térieux ont bien vite inventé les attractions et répulsions réci-
proques.

Tiedeman, sachant que les centres nerveux se développent en premier lieu chez l'embryon, et remarquant en outre une relation entre
cet appareil nerveux et les autres organes, en avait conclu qu'il était
la condition du développement de ces organes.

Alessandrini arrive aux mêmes conclusions : il se fonde sur l'observation de deux monstres chez lesquels la partie inférieure de la
moelle était incomplétement développée, les muscles de la vie animale de la partie inférieure du corps étaient absents ; mais, comme
les systèmes osseux, vasculaires, etc., existaient, il en conclut que
l'influence nerveuse ne s'exerce que sur les muscles soumis à la
volonté.

Si nous connaissons les effets du système nerveux, ce n'est certes
pas dans les nerfs que nous pouvons les étudier, ils ne se révèlent à
nous que par les actions des organes.

En voyant le muscle se contracter, la glande sécréter, nous con-
cluons que les nerfs exercent une certaine force, et il faut avouer
que les lois qui régissent ces faits sont encore imparfaitement con-
nues.

D'après ce que nous venons d'établir, si nous considérons le
fœtus, nous voyons qu'ici rien ne peut compenser la connaissance
qui nous manque.

— 43 —

Nous savons que la structure, la texture et la composition d'un organe, sont les circonstances auxquelles on doit rattacher les actions qu'il peut exercer ; mais la perfection de cette structure est nécessaire pour l'accomplissement de cet acte. Or Valentin n'a trouvé dans la moelle des fibres primitives qu'au moment où les autres organes étaient déjà en voie de formation.

Il en est de même pour les nerfs périphériques, qu'on ne distingue que du deuxième au troisième mois.

On voit donc que les considérations tirées de la structure sont peu favorables à l'hypothèse d'une influence exercée par le système nerveux chez le fœtus, sur la formation de ses organes, puisque ces organes sont déjà assez avancés au moment où le nerf pouvait avoir une action.

Les observations de Tiedeman paraissent cependant en contradiction avec la théorie que je viens d'exposer : d'après ses recherches, il paraît constant que lorsque le nerf ne se développe point l'organe n'existe pas, et que, si le contraire a lieu (un organe sans nerf), il faut attribuer ce phénomène non à l'absence primitive du nerf, mais à sa destruction secondaire

On peut opposer à ces faits un cas observé par Nuhn (1). Il s'agit de l'absence du nerf auditif chez un sourd-muet, et rien ne pouvait faire croire à la destruction du nerf.

Quoi qu'il en soit, Tiedeman pose ces deux questions : ou la formation des organes est une conséquence de celle des nerfs, ou celle des nerfs une conséquence de celle des organes ; et il croit ne pouvoir se prononcer que pour la première de ces deux opinions.

Mais pourquoi ne pas admettre l'opinion de Bischoff, qui explique le phénomène en restant fidèle aux principes posés plus haut?

---

(1) *Commentatio de vitiis quæ surdo-mutatis subesse solent*, p. 17; Heidelberg, 1841.

Qui refuserait à admettre que le nerf et l'organe peuvent avoir tous deux une cause commune de développement, dont les troubles entraînent des perturbations correspondantes dans l'un et dans l'autre ?

Cette loi ne confirme-t-elle pas la loi de l'unité de la force organique, malgré la diversité de ses manifestations extérieures ?

D'après ce qui précède, nous conclurons avec Bischoff que les manifestations de la force organique qui constituent ce qu'on appelle la vie après la naissance, ne sont apparentes chez le fœtus qu'au moment où les nerfs et les muscles commencent à se développer.

Suivant le même auteur, lorsque ces nerfs sont assez développés, ils influent sur la nutrition et le développement du fœtus, comme ils le font chez l'adulte, mais jusque-là les autres organes se passent de leur concours : ils ne sont donc pas sous leur dépendance.

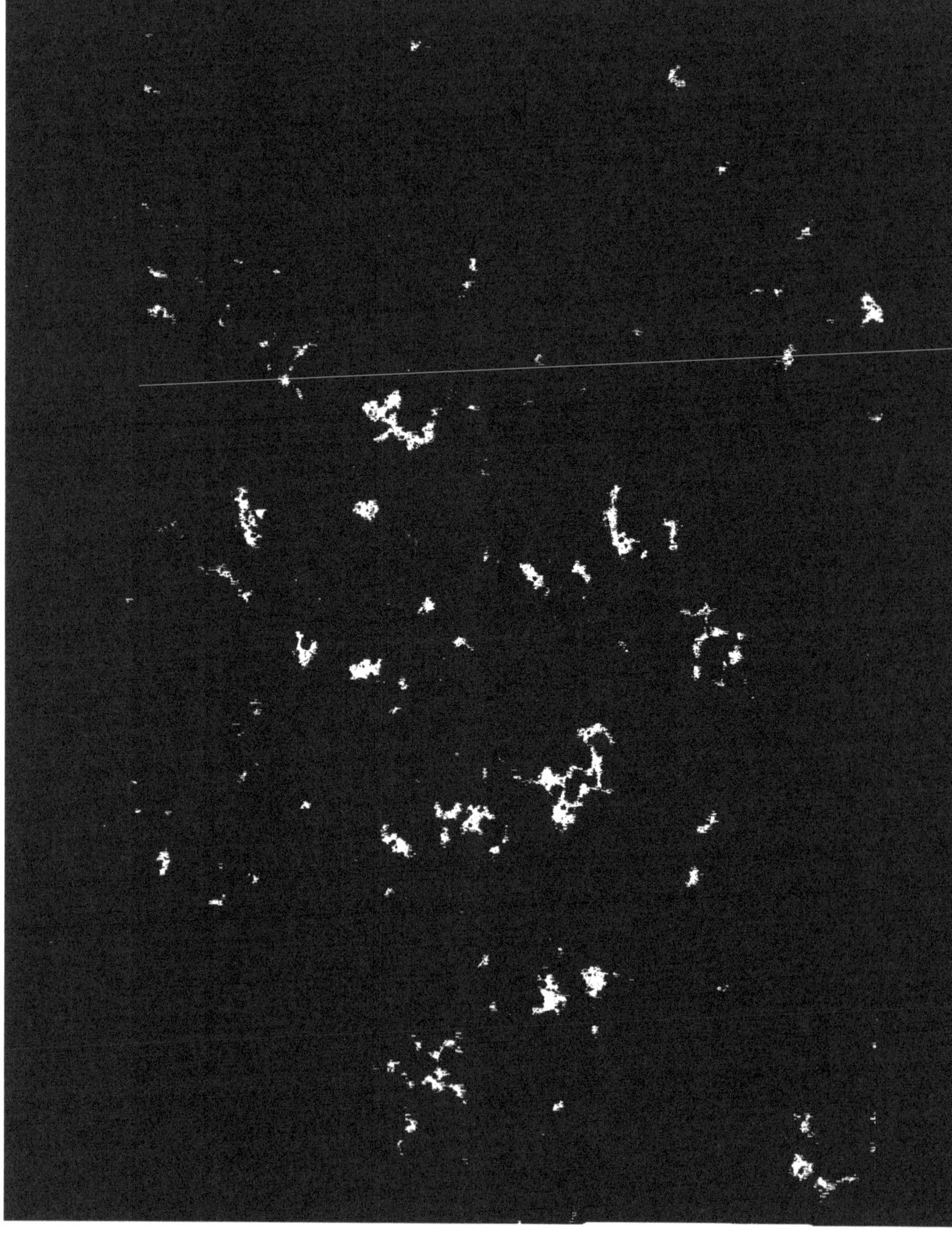